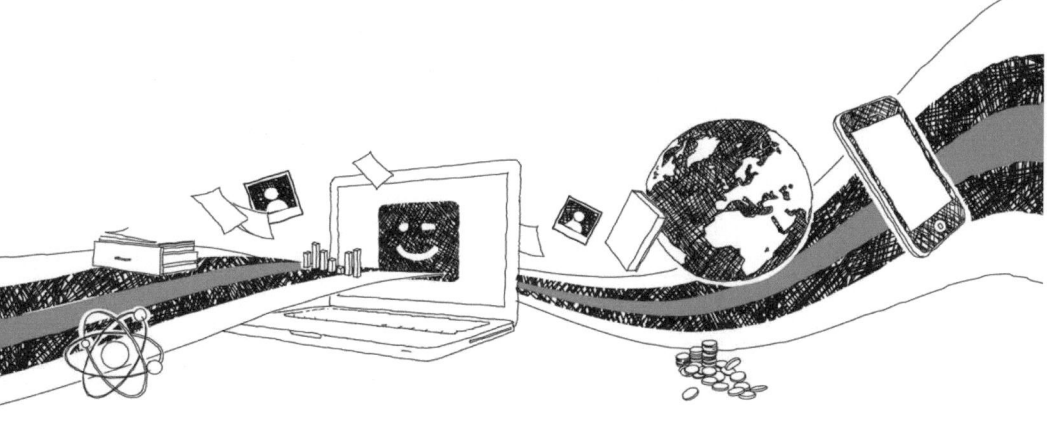
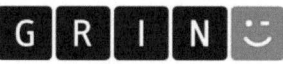

Trainingsplanung für das Krafttraining über einen Zeitraum von mindestens sechs Monaten

Anne Buch

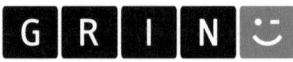

Bibliografische Information der Deutschen Nationalbibliothek:

Die Deutsche Nationalbibliothek verzeichnet diese Publikation in der Deutschen Nationalbibliografie; detaillierte bibliografische Daten sind im Internet über http://dnb.d-nb.de abrufbar.

ISBN: 9783346863133
Dieses Buch ist auch als E-Book erhältlich.

Druck und Bindung: Books on Demand GmbH, Norderstedt Germany
Gedruckt auf säurefreiem Papier aus verantwortungsvollen Quellen

Das vorliegende Werk wurde sorgfältig erarbeitet. Dennoch übernehmen Autoren und Verlag für die Richtigkeit von Angaben, Hinweisen, Links und Ratschlägen sowie eventuelle Druckfehler keine Haftung.

Das Buch bei GRIN: https://www.grin.com/document/1352825

Inhaltsverzeichnis

1   DIAGNOSE

1.1   Allgemeine und Biometrische Daten

Tab.1: Allgemeine Daten

Alter	49
Geschlecht	männlich
Körpergröße	168 cm
Körpergewicht	85 Kg
Berufliche Tätigkeit	Kameramann
Frühere sportliche Tätigkeiten	Keine
Aktuelle sportliche Tätigkeiten Leistungsstufe Trainingsumfang	Fahrradfahren Geübt 1 mal pro Woche
Zeitlicher Verfügungsrahmen	2-4 Tage pro Woche je 1-2 Stunden
Trainingsmotive	Rückenschmerzen loswerden Abnehmen und Muskelaufbau Beweglich und fit fühlen im Alltag und Beruf

Tab.2: Biometrische Daten

	Ist-Wert	Normwert	Diagnose
Blutdruck	118/70 [mmHg] nach RR	120/80 [mmHg] nach RR	optimal
Ruhepuls	75 S/min	60-100 S/min	normal
BMI	30,1	18,5-24,9	erhöht
Körperfettanteil	27,00%	11-22%	erhöht
Taillenumfang Hüftumfang	108 cm 103 cm Hüfte-Taillen-Quotient: 1,08 : 1,03 = 1,05	Bei Männern: 0,9 und kleiner	erhöht
Einnahme von Medikamenten In ärztlicher Behandlung Orthopädische oder internistische Beschwerden Sonstige gesundheitliche Einschränkungen			Keine Nein Keine Keine

Tab.3: Normwerte Ruhepuls (M. Förster, 2021)

Normaler Puls (Normokardie)	60-100 S/min
Langsamer Ruhepuls (Bradykardie)	<60 S/min
Schneller Ruhepuls (Tachykardie)	>100 S/min
Erwachsene	70-80 S/min

Tab.4: Normwerte Körperfettanteil Männer (Dr. Dympna Gallagher, 2000)

Alter	Niedrig	Normal	Hoch	Sehr hoch
40-59	<11%	11-22%	22-28%	≤28%

Tab.5: Normwerte BMI (Deutsche Adipositas Gesellschaft, 2000)

Kategorie	BMI
Untergewicht	<18,5 Kg/m²
Normalgewicht	18,5-24,9 Kg/m²
Übergewicht	>25,0 Kg/m²
Präadipositas	25,0-29,9 Kg/m²
Adipositas Grad I	30,0-34,9 Kg/m²
Adipositas Grad II	35,0-39,9 Kg/m²
Adipositas Grad III	≥40,0 Kg/m²

Tab.6: Normwerte Blutdruck (Deutsche Hochdruckliga, 2018)

Kategorie	Systolisch (mmHg)	Diastolisch (mmHg)
Optimaler Blutdruck	<120	<80
Normaler Blutdruck	120-129	80-84
Hochnormaler Blutdruck	130-139	85-89
Milde Hypertonie (Stufe 1)	140-159	90-99
Mittlere Hypertonie (Stufe 2)	160-179	100-109
Schwere Hypertonie (Stufe 3)	≥180	≥110
Isolierte systolische Hypertonie	≥140	<90

Bewertung der allgemeinen und biometrischen Daten:

Nach Beurteilung durch einen Arzt weist Herr N. keine gesundheitlichen Einschränkungen im Bezug auf die körperliche Belastbarkeit auf. Sein Blutdruck und sein Ruhepuls liegen im Normalbereich, somit spricht nichts gegen ein Krafttraining. Sowohl BMI, als auch Körperfettanteil und Hüfte-Taillen-Quotient von Herr N. sind leicht erhöht, woran im Training gearbeitet werden soll. In einer ausführlichen Befragung gab Herr N. an, dass er seine Rückenschmerzen auf das Halten der Kamera jeden Tag in seinem Beruf zurückführt. Sonstige gesundheitliche Einschränkungen bestehen nicht.

1.2 Krafttestung

Herr N. hat eine Einführungsphase in das Krafttraining bereits absolviert.

Nun wird ein Mehrwiederholungstest (X-RM) nach der ILB-Methode (Individuelle Leistungsbild-Methode) mit ihm durchgeführt, um das Trainingsgewicht für den geplanten Trainingsbereich zu ermitteln. Diese Testart eignet sich besonders gut für Beginner.

1.2.1 Ablauf

Als Beginner im Krafttraining liegt der Fokus von Herr N. im ersten Mesozyklus auf der Kraftausdauer. Hierzu sollen die folgenden Übungen mit je 15 Wiederholungen je Testsatz getestet werden:

Beinpresse

Abduktion

Ruderzug

Latzug

Rumpfextension

Rumpfflexion

Rumpfrotation

Brustpresse

Die **Durchführung** läuft folgendermaßen ab:

1. Allgemeines Aufwärmen

2. Spezielles Aufwärmen (beteiligter Muskeln und Gelenke)

3. Durchführung 1. Testsatz (max.3 Sätze)

1.2.2 Ergebnisse

Tab.7: Testergebnisse

Übung	Wdh.	1.Satz (in Kg)	2.Satz (in Kg)	3.Satz (in Kg)	Ergebnis (in Kg)
Beinpresse	15	55	65	75	32,5
Abduktion	15	30	35	40	20
Ruderzug	15	20	30	35	17,5
Latzug	15	25	30	35	17,5
Rumpfextension	15	15	25	30	15
Rumpfflexion	15	10	20	25	12,5
Rumpfrotation	15	10	20	20	10
Brustpresse	15	25	35	40	20

1.2.3 Schlussfolgerungen

Die in der Tabelle aufgeführten Ergebnisse wurden folgendermaßen berechnet:

Beispiel: Beinpresse

3.Testsatz: 75 Kg = 100% ILB

als Intensität für das Training werden 50-70% des ILB empfohlen

in der ersten Woche des Mesozyklus trainiert Herr N. mit 50% des ILB

75Kg:2=37,5Kg → entsprechen 50% → Trainingsgewicht von Herr N. für

die Beinpresse sind 37,5 Kg

2 ZIELSETZUNG/PROGNOSE

Tab.8: Zielsetzung/Prognose

	Kategorie	Inhalt	Ausmaß	Zeit
Ziel 1	biometrisch	Rückenschmerzen loswerden	weniger Schmerzen im Alltag und im Beruf (beim Halten der Kamera)	6 Monate
Ziel 2	biometrisch	Körperkomposition verändern	Aufbau Muskelmasse (+5 Kg) Reduktion Körperfett (-6Kg)	6 Monate
Ziel 3	sportmotorisch	Steigerung Muskelkraft und Verbesserung der Beweglichkeit	Kräftiger und beweglicher fühlen im Alltag und Beruf (Gewichtssteigerung bei allen Übungen im Training um mind. 10% und bessere Beweglichkeit um mind. 2 cm in alle Bewegungsrichtungen des Rumpfes)	6 Monate

Im Fokus steht die Kräftigung der gesamten Rumpfmuskulatur durch ein hypertrophieorientiertes Training, zur Reduzierung der Rückenschmerzen von Herr N. . Dazu gehört auch als weiteres Ziel die Verbesserung der Beweglichkeit seines Rumpfes. ,,Kräftige Muskeln vor allem im Bereich von Bauch und Rücken sind jedoch von entscheidender Bedeutung für eine gute Haltung von Becken und Wirbelsäule und das Mittel Nummer eins zur Verhinderung von Rückenschmerzen. Denn durch eine gut ausgeprägte Rumpfmuskulatur kann die Wirbelsäule stabilisiert und die Belastung richtig verteilt werden." (Hirthammer, 2018)

Außerdem ist es für Herr N. wichtig, seine Körperkomposition zu verändern, d.h. Muskeln aufzubauen und Fett zu verlieren, um auch sowohl bei der BMI- als auch bei der Körperfettanteil-Bewertung wieder in den normalen Bereich zu kommen.

3 TRAININGSPLANUNG MAKROZYKLUS

Tab.9: Trainingsplanung Makrozyklus

	Mesozyklus I	Mesozyklus II	Mesozyklus III	Mesozyklus IV
	umfangorientiert		intensitätsorientiert	
Dauer	6 Wochen	6 Wochen	6 Wochen	6 Wochen
Trainingsziel	Kraftausdauer	Übergang	Muskelaufbau extensiv	Muskelaufbau intensiv
Organisationsform	GK/Station	GK/Station	GK/Station	2er-Split/Station
Einheiten/Woche	2 bis 3	2 bis 3	2 bis 3	3 bis 4
Übungen/Muskel-gruppe	1 bis 2	1 bis 2	1 bis 2	2 bis 3
Sätze/Übung	3	3	3 bis 5	3 bis 5
Wiederholungen	15	12	10	6
Satzpausen	60 Sek	60 Sek	60 Sek	90 Sek
Intensität	50-70% des ILB	50-70% des ILB	50-70% des ILB	50-70% des ILB
Bewegungstempo	2/0/2	2/0/2	2/0/2	2/0/2
ROM (range of motion)	bis zur schmerz-freien ROM	bis zur schmerz-freien ROM	bis zur schmerz-freien ROM	bis zur schmerz-freien ROM
Periodisierung	Klassische Blockperiodisie-rung	Klassische Blockperiodisie-rung	Klassische Blockperiodisie-rung	Klassische Blockperiodisie-rung

Trainingsmethodik

Im ersten Mesozyklus führt Herr N. ein Kraftausdauertraining mit 15 Wiederholungen pro Satz mit wenig Gewicht durch, damit er als Beginner die Übungsabläufe erlernen kann. Der zweite Mesozyklus dient dem Übergangstraining. Hier sinkt die Wiederholungszahl leicht auf zwölf Wiederholungen pro Satz und es wird nur mit etwas mehr Gewicht trainiert. Danach folgt das Hypertrophietraining. Zuerst extensiv mit drei bis fünf Sätzen mit je zehn Wiederholungen, dann intensiv mit fünf Sätzen mit je sechs Wiederholungen und mehr Gewicht. Ziel hierbei ist der Muskelaufbau. Durch die gesteigerte Stoffwechselrate aufgrund des Muskelmassezuwachses wird auch der Kalorienverbrauch erhöht. Außerdem wird der Abbau von Fettgewebe unterstützt, da durch das Krafttraining vermehrt Wachstumshormone wie Testosteron ausgeschüttet werden. Somit wird hier ebenfalls auf das Ziel des Abnehmens von Herr N. hingearbeitet.

„Der Fettstoffwechsel wird durch Krafttraining aktiviert. In den Fettzellen gespeicherte Kalorien werden abgebaut und zum Aufbau und zur Ernährung der zunehmenden Muskelmasse verwertet. Es kommt also zu einer Umverteilung: der Körperfettanteil nimmt ab, der Anteil an Muskelgewebe nimmt zu. […] Auf Grund dieser Verknüpfung von Fettstoffwechsel und Muskelstoffwechsel ist Krafttraining auch ein unverzichtbares Element jedes Programms zur Gewichtsreduktion." (Kernbauer, o.J.)

Belastungsparameter

Herr N. arbeitet Vollzeit als Kameramann und hat ständig wechselnde und sehr spontane Arbeitszeiten, weshalb er anfangs nicht mehr als zwei bis drei Einheiten pro Woche realisieren kann. Im Weiteren Verlauf denkt er, er kann drei bis vier Mal realisieren. In den ersten beiden Mesozyklen trainiert er deshalb zwei bis drei mal, dann drei bis vier mal.

Als Beginner trainiert Herr N. mit Intensitäten von 50-70% des ILB. Er absolviert anfangs etwa ein bis zwei Übungen pro Muskelgruppe mit je drei Sätzen. Im dritten und vierten Mesozyklus steigert er sich auf drei bis fünf Sätze mit weniger Wiederholungen, um die Muskulatur stärker zu reizen. Beim Split-Training im letzten Mesozyklus führt er nun außerdem zwei bis drei Übungen pro Muskelgruppe durch, statt nur einer bis zwei.

Organisationsform

In den ersten drei Mesozyklen führt Herr N. ein Ganzkörper-Stationstraining durch. „Für gezielte Kraftausdauerverbesserungen einzelner Muskelgruppen sowie einem Muskelaufbau ist ein so genanntes Stationstraining, d.h. die Durchführung aller Trainingssätze einer Übung, bevor es zur nächsten Übung geht, deutlich besser als ein Zirkeltraining geeignet." (Heiduk, 2013)

Im vierten Mesozyklus wechselt er zu einem 2er-Split-Training, jedoch weiterhin an Stationen. Beim Split Training werden die Muskelgruppen auf unterschiedliche Trainingstage aufgeteilt. Typisch für den 2er-Split wäre eine Aufteilung auf einen Oberkörpermuskulatur- und einen Unterkörpermuskulatur-Tag.

Periodisierung

„Ein periodisiertes Training bedeutet […], dass in bestimmten Zeitabschnitten das Trainingsprogramm systematisch verändert wird. Die Systematisierung erfolgt über die Veränderung von verschiedenen Trainingsvariablen (Wiederholungen, Satzzahl, Pausenlänge, Übungen). Dieser planmäßige Wechsel der Trainingsanforderungen führt zu einer langfristigen und nachhaltigen Leistungsverbesserung. Umfang und Intensität stehen in einem umgekehrten Verhältnis zueinander - je höher der Trainingsumfang, desto niedriger muss die Intensität sein und umgekehrt. Der Wechsel von umfangsbetonten mit intensitäts-betonten Trainingsphasen bringt den Fortschritt."(Akademie für Sport und Gesundheit, o.J.)

Herr N. trainiert im gesamten Makrozyklus nach der klassischen Blockperiodisierung/ linearen Periodisierung, bei der man die Intensität steigert, während die Wiederholungszahl sinkt.

4 TRAININGSPLANUNG MESOZYKLUS

Tab.10: Trainingsplanung Mesozyklus I

Dauer	6 Wochen
Trainingsziel	Kraftausdauer
Organisationsform	GK/Station
Einheiten/Woche	2 bis 3
Übungen/Muskelgruppe	1 bis 2
Sätze/Übung	3
Wiederholungen	15
Satzpausen	60 Sek
Intensität	50-70% des ILB
Bewegungstempo	2/0/2
ROM (range of motion)	bis zur schmerzfreien ROM
Periodisierung	Klassische Blockperiodisierung

Tab.11: Übungsauswahl Mesozyklus I

Übung	Beanspruchte Muskeln	
	Lateinisch	Deutsch
Beinpresse sitzend	M. glutaeus maximus M. biceps femoris (caput longum) M. semitendinosus M. semimembranosus M. quadriceps femoris M. tensor fasciae latae Mm. erector spinae M. adductor	großer Gesäßmuskel Beinbizeps Halbsehnenmuskel halbmembranöser Muskel vierköpfiger Oberschenkelmuskel Oberschenkelbindenspanner Rückenstrecker dreiköpfiger Adduktor

Abduktion sitzend	M. piriformis M. glutaeus maximus, medius et minimus M. tensor fasciae latae	Birnenförmiger Muskel großer, mittlerer, kleiner Gesäß-muskel Oberschenkelbindenspanner
Ruderzug am Gerät (enger Griff)	M. latissimus dorsi M. deltoideus, pars spinata et clavicularis M. teres major M. trapezius, pars transversa M. rhombeideii M. biceps brachii M. brachialis M. brachioradialis M. infraspinatus	Breiter Rückenmuskel hinterer, mittlerer Teil des Deltamuskels Großer Rundmuskel Kapuzenmuskel Rautenmuskeln Bizeps Armbeuger Oberarmspeichenmuskel Untergrätenmuskel
Latzug am Gerät (breiter Griff)	M. latissimus dorsi M. trapezius M. rhombeideus minor M. teres major M. biceps brachii M. brachialis	Breiter Rückenmuskel Kapuzenmuskel Kleiner Rautenmuskel Großer Rundmuskel Bizeps Armbeuger
Rumpfextension am Gerät	Mm. erector spinae	Rückenstrecker
Rumpfflexion am Gerät	M. rectus abdominis M. obliquus externus et internus abdominis	Gerader Bauchmuskel innerer und äußerer Bauchmuskel
Rumpfrotation am Gerät	M. obliquus externus et internus abdominis Mm. erector spinae	innerer und äußerer Bauchmuskel Rückenstrecker
Brustpresse sitzend (breiter Griff)	M. pectoralis major M. triceps brachii M. deltoideus, pars clavicularis M. anconaeus M. serratus anterior	Großer Brustmuskel Trizeps vorderer Teil des Deltamuskels Knorrenmuskel vorderer Sägemuskel

Begründung der Übungsauswahl

Als Einsteiger absolviert Herr N. im ersten Mesozyklus ein 6-wöchiges Kraftausdauertraining. „Allgemein eignet sich vor allem für Anfänger und Einsteiger ein eher sanftes Krafttraining oder ein Kraftausdauertraining, um die Bewegungsausführung zu erlernen und den Körper langsam an die Belastung zu gewöhnen." (Hirthammer, 2018). Außerdem schafft Herr N. eine Basis für das folgende Muskelaufbautraining, indem er an seiner intramuskulären Koordination arbeitet und seine Ermüdungswiderstandsfähigkeit bei lange andauernden Kraftleistungen verbessert.

Das Training beginnt mit einem Warm-Up im Cardiobereich. Dadurch soll das Herz-Kreislauf-System aktiviert, die Körpertemperatur ein wenig hochgefahren, das Verletzungsrisiko vorgebeugt und der Trainierende motiviert werden. Man spricht hier vom allgemeinen Aufwärmen, welches auf die folgende Belastung im Training vorbereitet.

Danach folgt das spezielle Aufwärmen der im Training beteiligten Muskeln und Gelenke.

Für das Training ist es besonders wichtig, viele Grundübungen zu nutzen, wie beispielsweise die Beinpresse. Der Vorteil von Grundübungen ist, dass sie mehrgelenkig ablaufen und es somit ermöglichen, mit höheren Gewichten zu trainieren, da die Belastung auf mehrere Gelenke verteilt wird. Außerdem kann man so mit wenigen Übungen viele Muskelgruppen gleichzeitig trainieren. „Mit komplexen Übungen trainierst Du zur selben Zeit mehrere große Muskelgruppen und erzielst so noch schneller Erfolge. Durch den Muskelaufbau erhöht sich wiederum Dein Grundumsatz. Das ist auf Dauer effektiver als jede Diät!" (Gymondo, 2016)

Außerdem führt Herr N. sein gesamtes Training an Maschinen durch. Der Vorteil hierbei ist, dass die Bewegungen vorgegeben sind und man dadurch deutlich weniger Fehler machen kann als bei freien Übungen. Somit besteht auch weniger Verletzungsgefahr.

Die ersten beiden Übungen, die Herr N. durchführt, sind die Beinpresse und die Abduktion. Beide Übungen trainieren den Unterkörper, also Beinmuskulatur und Po. Die Stärkung dieser Muskulatur ist unter anderem sehr wichtig für das Ziel der Reduzierung der Rückenschmerzen von Herr N. „Durch die angemessene Kraft der Oberschenkelrückseite und der Gesäßmuskulatur wird das Becken in seiner neutralen Position gehalten, was wiederum die anatomische S-Form der Wirbelsäule ermöglicht und den unteren Rücken gleichzeitig aus dem Hohlkreuz zieht – der Rücken steht in einer neutralen Position." (Lewun, 2021)

Alle folgenden Übungen sind für die Oberkörpermuskulatur. Zunächst führt Herr N. drei Übungen für die Rückenmuskulatur durch, den Latzug, den Ruderzug und die Rumpfextension. Durch die Stärkung der Rückenmuskulatur (Ruderzug für den oberen, Latzug für den mittleren und Rumpfextension für den unteren Rücken) arbeitet Herr N. gegen seine Schmerzen in diesem Bereich. Sowohl im Beruf beim Halten der Kamera, als auch im Alltag wird seine Wirbelsäule entlastet und er profitiert von einer besseren Haltung und Beweglichkeit. Dann folgen zwei Übungen für den Bauch (Rumpfflexion für die vordere und Rumpfrotation für die seitliche Bauchmuskulatur) zur Reduzierung des Taillenumfangs. Die letzte Übung ist die Brustpresse, welche hauptsächlich die Brustmuskulatur trainiert.

5   LITERRATURRECHERCHE

Thema: Effekte des Krafttrainings bei Rückenbeschwerden („low back pain") bzw. „LWS-Syndrom"

Tab.12: Studie I

Wer hat die Studie durchgeführt?	Stephan, A., Goebel, S., Schmidtbleicher, D.
In welchem Jahr wurde die Studie durchgeführt?	2009
Welche Forschungsfrage wurde untersucht?	Wie wirkt sich ein selbstständiges 6-monatiges apparatives Krafttraining bei Personen mit Rückenschmerzen im frühen Chronifizierungsstadium im Vergleich zu einer Warteliste-Kontrollgruppe aus?
Mit welchen Versuchspersonen wurde die Studie durchgeführt?	74 volljährige Teilnehmer (Kontrollgruppe: 16; Trainingsgruppe: 58) <u>Einschlusskriterien:</u> Rückenschmerzen seit mehr als 12 Wochen oder mindestens zwei rezidivierende Schmerzschübe pro Jahr seit 2 Jahren, Chronifizierungsgrad 1 oder 2 und Befähigung zum selbstständigen Krafttraining nach Beurteilung des Arztes <u>Ausschlusskriterien:</u> Osteoporose, instabile Herz-Kreislauf-Erkrankungen, akute Verletzungen am Bewegungsapparat, motorische Ausfälle, postoperative Zustände
Wie sah der Versuchsaufbau der Studie aus?	Die Trainingsgruppe absolvierte 6 Monate lang ein progressives hypertrophieorientiertes Ganzkörper-Krafttraining an Trainingsmaschinen mit variablem Widerstand. In den ersten drei Trainingseinheiten erfolgte die Einweisung durch qualifiziertes Personal; im 10. und jedem 20. Training individuelle Trainingskontrollen und ggf. -anpassungen.
Welche relevanten Ergebnisse und Schlussfolgerungen lieferte die Studie?	<u>Durchschnittlicher Trainingszeitraum:</u> 24,5 (±2,0) Wochen <u>Anzahl der Trainingseinheiten:</u> 1,6 mal (±0,4) pro Woche <u>Trainingsgruppe:</u> 20 von 58 Personen: schmerzfrei (davon 9: vorher mäßige/starke schmerzen; 11: leichte/sehr leichte Schmerzen) <u>Kontrollgruppe:</u> 6 von 16 Personen: schmerzfrei (davon 3: vorher mäßige/starke schmerzen; 3: leichte/sehr leichte Schmerzen)

Tab.13: Studie II

Wer hat die Studie durchgeführt?	Kieser Training AG und Deutsche Hochschule für Prävention und Gesundheitsmanagement Eifler, C., Kettenis, L., Morsch, A., Reuter, M.
In welchem Jahr wurde die Studie durchgeführt?	2017-2020
Welche Forschungsfrage wurde untersucht?	Was sind die Effekte eines tertiärpräventiven Krafttrainings nach dem Kieser Training-Konzept bei Patienten mit Rückenschmerzen nach Abschluss einer ambulanten oder stationären Heilbehandlung?
Mit welchen Versuchspersonen wurde die Studie durchgeführt?	122 Probanden (66 Frauen, 56 Männer) Einschlusskriterien: Berufstätige erwachsenen Personen mit chronischen/temporären unspezifischen/spezifischen Rückenschmerzen, die eine ambulante/stationäre Heilbehandlung/Rehabilitation abgeschlossen haben (nicht länger als 6 Monate her); keine Krafttrainingserfahrung außerhalb der medizinischen Trainingstherapie Ausschlusskriterien: Minderjährige unter 18 Jahren, Rentner, erfahrene Kraftsportler, Adipositas Grad 2 und höher (BMI ≥ 35), arterielle Hypertonie Grad 2 und höher (≥160/100mmHg), Diabetes mellitus Typ-1 und typ-2, Erkrankungen des Herz-Kreislauf Systems und neurologische Erkrankungen, Krebserkrankungen, akute rheumatische Erkrankungen, manifeste Osteoporose, Operationen innerhalb der letzten 6 Monate, andere Erkrankungen, bei denen die Teilnahme an einem fitnessorientierten Krafttrainingsprogramm kontraindiziert ist
Wie sah der Versuchsaufbau der Studie aus?	20 Trainingseinheiten (standardisiertes, maschinengestütztes Krafttraining) 1-2 Trainingseinheiten pro Woche Messungen: Testung der Kraftleistungsfähigkeit der Rumpfextensoren und -flexoren an spezifischen Testmaschinen (LE und F2); Erhebung der körperlichen und psychischen Gesundheitswahrnehmung mit dem SF-36-Fragebogen, des Chronifizierungsrisikos für Rückenschmerzen mithilfe des Heidelberger Kurzfragebogens Rückenschmerz (HKF-R10) und der wahrgenommenen Arbeitsfähigkeit mithilfe des Work Ability Index (WAI) (zu Beginn, nach 10 Einheiten und am Ende)
Welche relevanten Ergebnisse und Schlussfolgerungen lieferte die Studie?	Signifikante Steigerung der Kraftleistungsfähigkeit der Rumpfextensoren und -flexoren signifikante Verbesserung des wahrgenommenen körperlichen Gesundheitszustand und der wahrgenommenen Arbeitsfähigkeit sowie zu einer signifikanten Reduzierung des Chronifizierungsrisikos für Rückenschmerzen kein Nachweis über einen Effekt auf den wahrgenommenen psychischen Gesundheitszustand

6   Literaturverzeichnis

Deutsche Adipositas Gesellschaft. *Gewichtsklassifikation bei Erwachsenen anhand des BMI* (nach WHO, 2000). Zugriff am 10.07.2021. Verfügbar unter https://adipositas-gesellschaft.de/bmi/

Blutdruckdaten (2021). *Blutdruck Normalwerte - Welcher Blutdruck ist Normal?* (nach Deutscher Hochdruckliga, 2018). Zugriff am:10.07.2021. Verfügbar unter https://www.blutdruckdaten.de/lexikon/blutdruck-normalwerte.html

M. Förster (2021). *Was ist der Ruhepuls – Erhöhter oder Niedriger Ruhepuls,* Grosses Blutbild. Zugriff am: 10.07.2021. Verfügbar unter https://www.grossesblutbild.de/was-ist-der-ruhepuls.html

Körperfett-Analyse (2021). *Der ideale Körperfettanteil.* (nach Dr. Dympna Gallagher, 2000). Zugriff am 10.07.2021. Verfügbar unter https://www.koerperfett-analyse.de/koerperfett-senken/der-ideale-koerperfettanteil/

Rebecca Hirthammer (2018). *Die positiven Auswirkungen von Krafttraining.* Zugriff am 11.07.2021. Verfügbar unter https://gipfelkurs.de/blog/die-positiven-auswirkungen-von-krafttraining

Dr. Wolfgang Kernbauer (ohne Jahr). *Krafttraining - wie und wozu.* Zugriff am: 12.07.2021. Verfügbar unter https://www.kernbauer.net/download/Krafttraining.pdf

Robert Heiduk (2013). *Zirkel- und Stations-Training im Vergleich.* Zugriff am 13.07.2021. Verfügbar unter https://blog.eisenklinik.de/2013/04/19/zirkel-und-stations-training-im-vergleich/

Akademie für Sport und Gesundheit (ohne Jahr). *Periodisierung und Zyklisierung.* Zugriff am 13.07.2021. Verfügbar unter https://www.akademie-sport-gesundheit.de/lexikon/periodisierung-und-zyklisierung.html

Marina Lewun (2021). *Schluss mit Rückenschmerzen! Training von Gesäß und Beinen.* Zugriff am 13.07.2021. Verfügbar unter https://www.trainingsworld.com/sportmedizin/rueckenschmerzen/schluss-mit-rueckenschmerzen-hilfe-und-tipps-fuer-einen-gesunden-ruecken-2758491

Gymondo (2016). *Krafttraining: Die beste Diät der Welt.* Zugriff am 13.07.2021. Verfügbar unter https://www.gymondo.com/magazin/de/gesund-abnehmen/abnehmtipps/abnehmen-mit-krafttraining

Goebel S., Schmidtbleicher D., Stephan A. (2011). *Effekte eines maschinengestützten Krafttraining in der Behandlung chronischen Rückenschmerzes*, Deutsche Zeitschrift für Sportmedizin. Zugriff am: 11.07.2021. Verfügbar unter https://www.germanjournal-sportsmedicine.com/fileadmin/content/archiv2011/heft03/pdf_3_2011/originalia_stephan_01.pdf

Eifler, C., Kettenis, L., Morsch, A. & Reuter, M. (2020). *Effekte eines tertiärpräventiven Krafttrainings nach dem Kieser Training-Konzept auf Rückenschmerzen nach Abschluss einer ambulanten oder stationären Heilbehandlung (PREBACK-Studie).* Zugriff am 11.07.2021. Verfügbar unter https://www.rehadat-forschung.de/export/sites/forschung-2021/lokale-downloads/BMAS/FO125854_Abschlussbericht.pdf

7 Abbildungs- und Tabellenverzeichnis

7.1 Tabellenverzeichnis

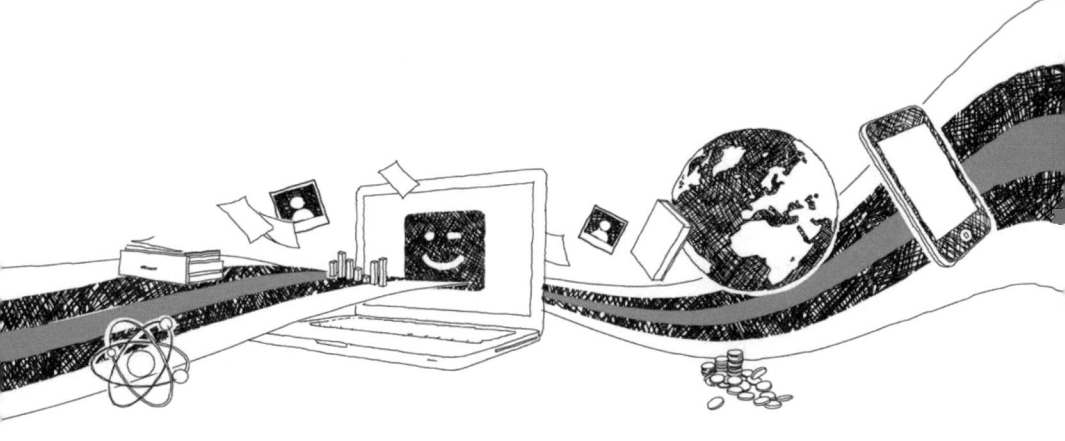
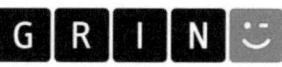